70 Recetas De Comidas Efectivas Para Prevenir Y Resolver Sus Problemas De Sobrepeso:

Queme Calorías Rápido Usando Dietas Apropiadas y Nutrición Inteligente

Por

Joe Correa CSN

DERECHOS DE AUTOR

RECONOCIMIENTOS

Este libro está dedicado a mis amigos y familiares que han tenido una leve o grave enfermedad, para que puedan encontrar una solución y hacer los cambios necesarios en su vida.

70 Recetas De Comidas Efectivas Para Prevenir Y Resolver Sus Problemas De Sobrepeso:

Queme Calorías Rápido Usando Dietas Apropiadas y Nutrición Inteligente

Por

Joe Correa CSN

CONTENIDOS

ACERCA DEL AUTOR

Luego de años de investigación, honestamente creo en los efectos positivos que una nutrición apropiada puede tener en el cuerpo y la mente. Mi conocimiento y experiencia me han ayudado a vivir más saludablemente a lo largo de los años y los cuales he compartido con familia y amigos. Cuanto más sepa acerca de comer y beber saludable, más pronto querrá cambiar su vida y sus hábitos alimenticios.

La nutrición es una parte clave en el proceso de estar saludable y vivir más, así que empiece ahora. El primer paso es el más importante y el más significativo.

INTRODUCCION

70 Recetas De Comidas Efectivas Para Prevenir Y Resolver Sus Problemas De Sobrepeso: Queme Calorías Rápido Usando Dietas Apropiadas y Nutrición Inteligente

Por Joe Correa CSN

Estas recetas vinieron como un resultado de mi propia batalla para controlar mi peso, y no hay nada en este mundo que me haría más feliz que verlas ayudar a alguien más. Disfrute la comida cada día y sea testigo del cambio en su cuerpo.

Tener sobrepeso es un problema serio de salud que usualmente conlleva a enfermedades crónicas, especialmente enfermedades relacionadas con el corazón, vasos sanguíneos y diabetes. A pesar del hecho innegable de que un estilo de vida saludable está siendo promovido como nunca antes, los expertos dicen que para el 2025, más del 50% de la población de Estados Unidos será obesa. En mi propia experiencia, la parte más difícil es crear un estado mental apropiado y mantenerse en el camino del control de peso.

Lidiar con el peso extra puede ser mental y físicamente cansador, especialmente porque lleva más tiempo perder todo ese peso. Las dietas extremas son innecesarias, solo debe comer lo que su cuerpo necesita y no lo que quiere. Es aquí donde muchos generalmente se dan por vencidos, pero el secreto está en comer alimentos deliciosos y saludables, para no tener que ingerir alimentos sin sabor.

Un día decidí probar algo nuevo y comencé a comer diferente. Lentamente, reduje los tamaños de las porciones, y traté de comer lo más saludable posible, sin estresarme. ¡Y funcionó! Mi cuerpo empezó a cambiar sin el terrible efecto yo-yo. Estaba emocionado con los nuevos resultados. Para ser honesto, los cambios no ocurrían tan rápidamente, pero al menos eran cambios. Me sentí más fuerte y saludable cada día, lo cual me motivó a comer más saludable. Estudié por meses y experimenté con diferentes recetas que harían mi dieta más y más disfrutable además de ser saludables. Adoro comer y no estoy avergonzado de ello. Me he dado cuenta que una comida saludable puede ser 10 veces más deliciosa que algunas comidas procesadas por las que usualmente optamos luego de un largo día en el trabajo. Si está luchando con un problema alimenticio como yo lo hice, estoy más que feliz de decirle que existe una solución y sabe bien, ¡lo crea o no! No tiene que resignar el comer y el placer que la comida trae a nuestras vidas para perder peso. Al contrario, deje que la comida se vuelva su aliado para vencer el peso extra del que quiere deshacerse de una vez por todas.

70 RECETAS DE COMIDAS EFECTIVAS PARA PREVENIR Y RESOLVER SUS PROBLEMAS DE SOBREPESO: QUEME CALORÍAS RÁPIDO USANDO DIETAS APROPIADAS Y NUTRICIÓN INTELIGENTE

1. Ensalada Griega

Ingredientes:

2 tomates grandes, en trozos

1 pepino grande, en rodajas

1 cebolla pequeña, en trozos

1 taza de Queso feta, desmenuzado

¼ taza de aceitunas verdes, sin carozo y por la mitad

2 cucharadas de aceite de oliva extra virgen

2 cucharadas de vinagre balsámico

3 cucharadas de jugo de limón, recién exprimido

½ cucharadita de sal

¼ cucharadita de pimienta negra, molida

½ cucharadita de orégano seco, molido

Preparación:

Combinar el aceite de oliva, vinagre, jugo de limón, sal, pimienta, orégano y aceitunas en un tazón. Revolver bien y dejar a un lado.

En un tazón grande, combinar el queso, tomates, pepino y cebollas. Rociar con el aderezo hecho previamente y mezclar para cubrir. Refrigerar por 20 minutos antes de servir.

Información nutricional por porción: Kcal: 163, Proteínas: 5.6g, Carbohidratos: 8.2g, Grasas: 12.6g

2. Batido de Palta y Bayas

Ingredientes:

1 palta madura, sin carozo, sin piel y en trozos

½ taza de frambuesas congeladas

¼ taza de arándanos congelados

1 cucharada de jugo de limón, recién exprimido

1 cucharada de miel

1 ½ taza de agua

Preparación:

Combinar todos los ingredientes en una procesadora hasta que esté homogéneo. Transferir a vasos y refrigerar por al menos 1 hora antes de servir.

Información nutricional por porción: Kcal: 157, Proteínas: 1.3g, Carbohidratos: 18.2g, Grasas: 9.9g

3. Ensalada de Frutilla con Espinaca

Ingredientes:

1 taza de frutillas frescas, en trozos

3 kiwis pequeños, sin piel y en trozos

1 taza de espinaca fresca, en trozos finos

½ taza de almendras, en trozos gruesos

1 cucharada de vinagre de frambuesa

4 cucharadas de aceite vegetal

1 cucharada de miel

1 cucharada de jugo de limón

Preparación:

Combinar el jugo de limón, miel, aceite y vinagre en un tazón pequeño. Revolver y dejar a un lado.

Mientras tanto, poner las frutillas, kiwis, espinaca y almendras en un tazón grande. Sacudir para combinar y rociar con el aderezo. Revolver y servir inmediatamente.

Información nutricional por porción: Kcal: 339, Proteínas: 4.9g, Carbohidratos: 24.5g, Grasas: 26.7g

4. Estofado de Carne con Berenjenas

Ingredientes:

10 onzas de cuello de res, en trozos del tamaño de un bocado

1 berenjena grande, en rodajas

2 tazas de tomates asados

½ taza de guisantes verdes frescos

1 taza de caldo de carne

4 cucharadas de aceite de oliva

2 cucharadas de pasta de tomate, sin azúcar

1 cucharada de Pimienta cayena, molida

½ cucharadita de ají picante, molido

½ cucharadita de sal

Preparación:

Engrasar el fondo de una olla profunda con aceite de oliva. Añadir todos los ingredientes y 1 ½ taza de agua.

Cocinar por 2 horas a fuego medio/bajo, o hasta que la carne esté blanda.

Información nutricional por porción: Kcal: 195, Proteínas: 15.3g, Carbohidratos: 9.6g, Grasas: 11.1g

5. Desayuno de Coco y Quínoa

Ingredientes:

1 taza de quínoa blanca, pre cocida

1 taza de leche de coco, sin endulzar

¼ taza de pasas de uva

1 cucharada de miel, cruda

1 cucharada de linaza

Preparación:

Poner la quínoa en una olla profunda. Verter 2 tazas de agua y hervir. Reducir el fuego al mínimo, añadir la leche de coco y linaza. Revolver bien y cocinar por 15 minutos. Remover del fuego y dejar enfriar completamente.

Añadir las pasas de uva y miel. Servir inmediatamente.

Información nutricional por porción: Kcal: 462, Proteínas: 10.6g, Carbohidratos: 56.8g, Grasas: 23.3g

6. Alas de Pollo con Pimiento Verde

Ingredientes:

1 libra de alas de pollo, en trozos

2 papas grandes, sin piel y en trozos finos

5 pimientos verdes grandes, en trozos finos

2 zanahorias pequeñas, en rodajas

2 ½ tazas de caldo de pollo

1 tomate grande, en trozos gruesos

¼ taza de perejil fresco, en trozos finos

3 cucharadas de aceite de oliva extra virgen

1 cucharada de pimienta cayena

1 cucharadita de ají picante, recién molido

1 cucharadita de sal

Preparación:

Precalentar el aceite en una sartén grande a fuego medio/alto. Poner todos los vegetales en una capa y cubrir con las alas de pollo. Añadir el caldo de pollo, pimienta cayena, sal y perejil fresco. Hervir y reducir el fuego al mínimo. Tapar y cocinar por 1 hora, revolviendo constantemente.

Servir caliente.

Información nutricional por porción: Kcal: 325, Proteínas: 11.5g, Carbohidratos: 44.5g, Grasas: 12.8g

7. Receta Simple de Langosta

Ingredientes:

1 langosta mediana, entera (unas 2 libras)

¼ taza de aceite de oliva extra virgen

1 cucharada de Pimienta cayena, molida

½ cucharadita de sal marina

¼ cucharadita de pimienta negra, molida

Preparación:

Precalentar el horno a 350°F.

Con un cuchillo afilado, remover la parte superior de las costras de la langosta longitudinalmente.

Combinar el aceite de oliva con sal marina, pimienta cayena y pimienta negra. Poner la langosta en una fuente de hornear y remover las costras. Sazonar la carne con la mezcla hecha previamente.

Cocinar por 10 minutos, hasta que dore. Servir caliente.

Información nutricional por porción: Kcal: 111, Proteínas: 20.6g, Carbohidratos: 0.4g, Grasas: 6.5g

8. Pechuga de Pollo al Ajo

Ingredientes:

2 pechugas de pollo, sin piel ni hueso

½ taza de aceite de oliva extra virgen

3 dientes de ajo, aplastados

½ taza de perejil fresco, en trozos

1 cucharada de jugo de lima, recién exprimido

½ cucharadita de sal

Preparación:

Combinar el aceite de oliva con el ajo, perejil, jugo de lima y sal. Lavar y secar la carne y cortar en rodajas de 1 pulgada de espesor.

Con un cepillo de cocina, esparcir la mezcla de aceite de oliva sobre la carne. Dejar reposar por 15 minutos.

Precalentar el grill a fuego medio/alto. Añadir 2 cucharadas de marinada al grill. Poner la carne en él y cocinar de ambos lados hasta que ennegrezca levemente.

Remover del fuego y servir con vegetales frescos a elección.

Información nutricional por porción: Kcal: 146, Proteínas: 33.2g, Carbohidratos: 0.6g, Grasas: 6.9g

9. Batido de Coco y Mantequilla de Maní

Ingredientes:

1 taza de leche de coco, sin endulzar

1 cucharada de mantequilla de maní, sin endulzar

1 cucharada de miel, cruda

¼ cucharadita de sal marina

Preparación:

Combinar todos los ingredientes en una procesadora y pulsar hasta que esté homogéneo. Transferir a vasos y refrigerar por 30 minutos antes de usar. Decorar con menta fresca o nueces, aunque esto es opcional.

Información nutricional por porción: Kcal: Proteínas: 33.2g, Carbohidratos: 0.6g, Grasas: 6.9g

10. Dolmades Griegas

Ingredientes:

40 hojas de vino, frescas o en jarra

1 taza de arroz negro

½ taza de aceite de oliva

3 dientes de ajo, aplastados

¼ taza de jugo de limón, recién exprimido

2 cucharadas menta fresca

½ cucharadita de sal

Preparación:

Lavar bien las hojas. Ponerlas en una superficie limpia. Engrasar el fondo de una olla profunda con aceite y hacer 1 capa de hojas. Dejar a un lado.

En un tazón mediano, combinar el arroz con 3 cucharadas de aceite de oliva, ajo, menta, sal y pimienta. Poner 1 hoja por vez en una superficie y añadir 1 cucharada de relleno al fondo. Doblar la hoja hacia el centro y enrollar. Transferir a la olla.

Añadir el aceite restante, 2 tazas de agua y jugo de limón. Tapar y cocinar por 30 minutos, a fuego medio/alto.

Remover de la olla y dejar enfriar por la noche.

Información nutricional por porción: Kcal: 313, Proteínas: 2.9g, Carbohidratos: 30.4, Grasas: 20.5g

11. Kebabs de Champiñones

Ingredientes:

1 libra de chuletas de res magras, en trozos del tamaño de un bocado

1 libra de pechuga de pollo, sin piel ni hueso, y en trozos del tamaño de un bocado

12 onzas champiñones, en rodajas

3 zanahorias grandes, en rodajas

2 cucharadas de manteca, ablandada

1 cucharada de aceite de oliva

1 cucharada de Pimienta cayena

1 cucharadita de sal

½ cucharadita de pimienta negra, recién molida

Un puñado de hojas de apio frescas, en trozos finos

3 ½ onzas raíz de apio, en trozos finos

Preparación:

Engrasar el fondo de una olla profunda con aceite de oliva. Añadir las chuletas, zanahoria, sal, pimienta, pimienta cayena y raíz de apio. Revolver bien, añadir 2 tazas de agua y tapar.

Cocinar por unos 45 minutos, o hasta que la carne esté cocida a medias.

Destapar y añadir la pechuga de pollo, manteca y una taza de agua. Continuar cocinando por 45 minutos o hasta que la carne esté bien cocida y blanda.

Finalmente, añadir los champiñones y apio. Cocinar 5 minutos más.

Servir caliente.

Información nutricional por porción: Kcal: 373, Proteínas: 37.6g, Carbohidratos: 11.3g, Grasas: 20.2g

12. Ensalada de Parmesano

Ingredientes:

1 taza de Queso parmesano, rallado

2 tazas de Lechuga iceberg, en trozos

1 pepino pequeño, en trozos

½ taza de tomates cherry, por la mitad

1 pimiento grande, en trozos

3 cucharadas de aceite de oliva extra virgen

½ cucharadita de sal marina

2 cucharadas de perejil fresco, en trozos finos

¼ cucharadita de pimienta negra, molida

Preparación:

Combinar el aceite, perejil, sal y pimienta en un tazón. Revolver bien y dejar a un lado.

Mientras tanto, combinar la lechuga, pepino y tomates en un tazón grande. Cubrir con parmesano y rociar con el aderezo hecho previamente. Mezclar y servir.

Información nutricional por porción: Kcal: 200, Proteínas: 9.2g, Carbohidratos: 7.8g, Grasas: 16.1g

13. Estofado de Berenjena

Ingredientes:

4 berenjenas medianas, por la mitad

3 tomates grandes, en trozos finos

2 pimientos rojos, en trozos finos y sin semillas

¼ taza de pasta de tomate

1 puñado pequeño de perejil fresco, en trozos finos

3 ½ onzas de almendras tostadas, en trozos finos

2 cucharadas de alcaparras saladas, lavadas y coladas

¼ taza de aceite de oliva extra virgen

1 cucharadita de sal marina

Preparación:

Engrasar el fondo de una olla profunda con 2 cucharadas de aceite de oliva extra virgen. Hacer 1 capa con las berenjenas en mitades, apretando los bordes.

Hacer una segunda capa con tomates y pimientos rojos. Esparcir la pasta de tomate sobre los vegetales, rociar con almendras y alcaparras. Agregar el aceite restante, sal y pimienta. Verter 1 ½ tazas de agua y tapar. Cocinar por 2 horas a fuego medio.

Información nutricional por porción: Kcal: 259, Proteínas: 7.5g, Carbohidratos: 30.1g, Grasas: 15.1g

14. Harina de Avena y Pistachos

Ingredientes:

1 taza de harina de avena

1 taza de agua

2 cucharadas de pistachos, sin sal

1 cucharadita de miel, líquida

1 taza de Yogurt griego

Preparación:

En una olla mediana, combinar la quínoa y agua. Hervir y reducir el fuego al mínimo. Cocinar 15 minutos. Remover del fuego y dejar enfriar. Añadir los pistachos y miel y revolver. Cubrir con yogurt griego y servir.

Información nutricional por porción: Kcal: 169, Proteínas: 10.1g, Carbohidratos: 23.5g, Grasas: 4.2g

15. Ensalada Asiática de Espárragos

Ingredientes:

1 libra de espárragos silvestres, recortados

1 taza de cebollas de verdeo, en trozos

1 taza de repollo colorado, en trozos

1 cucharada de vinagre de vino blanco

1 cucharada de aceite de canola

½ cucharadita de jengibre, recién rallado

1 cucharadita de ají picante, molido

½ cucharadita de sal

¼ cucharadita de pimienta negra, molida

Preparación:

Poner los espárragos en una olla de agua hirviendo. Cocinar por 3-5 minutos, o hasta que ablanden. Remover del fuego y remojar en agua fría.

Mientras tanto, combinar el aceite de canola, jengibre, vinagre, chile, sal y pimienta en un tazón.

Colar el espárrago y poner en un tazón grande. Añadir las cebollas de verdeo y repollo colorado. Rociar con el aderezo y mezclar para cubrir. Servir inmediatamente.

Información nutricional por porción: Kcal: 91, Proteínas: 4.3g, Carbohidratos: 10.2g, Grasas: 5.0g

16. Batido de Chocolate Verde

Ingredientes:

1 taza de leche de coco

½ taza de moras congeladas

1 taza de espinaca fresca, en trozos

¼ taza de cacao, crudo

2 cucharadas de miel

Preparación:

Combinar todos los ingredientes en una procesadora y pulsar hasta que esté homogéneo. Transferir la mezcla a vasos y añadir cubos de hielo, o refrigerar 30 minutos antes de servir.

Información nutricional por porción: Kcal: 383, Proteínas: 5.7g, Carbohidratos: 33.8g, Grasas: 30.3g

17. Barbunya Pilaki

Ingredientes:

2 tazas de frijoles de arándanos (frescos o secos)

2 cebollas medianas, sin piel y en trozos finos

3 zanahorias grandes, limpias y en trozos

3 tomates grandes, sin piel y en trozos finos

3 cucharadas de aceite de oliva extra virgen

Un puñado de perejil fresco

2 tazas de agua

Preparación:

Remojar los frijoles por la noche. Lavar y dejar a un lado.

Precalentar el aceite en una sartén grande a fuego medio/alto. Añadir los frijoles, zanahorias, tomates y perejil. Verter el agua y tapar. Reducir el fuego al mínimo y cocinar por 2 horas. Añadir agua para ajustar el espesor. Remover del fuego y servir.

Información nutricional por porción: Kcal: 329, Proteínas: 16.5g, Carbohidratos: 50.9g, Grasas: 8.7g

18. Caballa con Verdes

Ingredientes:

4 caballas mediana, con piel

1 libra de espinaca fresca, deshecha

5 papas grandes, sin piel y en rodajas

4 cucharadas de aceite de oliva

3 dientes de ajo, aplastados

1 cucharadita de romero seco, en trozos finos

2 hojas de menta fresca, en trozos

1 limón, exprimido

1 cucharadita de sal marina

Preparación:

Poner las papas en una olla de agua hirviendo. Rociar con sal y cocinar por 5 minutos. Remover del fuego y colar. Dejar a un lado.

Precalentar 2 cucharadas de aceite en una olla profunda a fuego medio/alto. Añadir espinaca y cocinar por 2 minutos. Poner las papas en una capa y cubrir con el pescado. Verter el aceite restante y rociar con sal, menta, romero y ajo. Verter 1 taza de agua o más para cubrir los ingredientes. Tapar y cocinar por 1 hora a fuego bajo.

Información nutricional por porción: Kcal: 244, Proteínas: 14g, Carbohidratos: 19.2g, Grasas: 12.4g

19. Cuartos Traseros de Pollo con Papas

Ingredientes:

4 cuartos traseros de pollo, sin hueso

3 papas grandes, en gajos

1 cucharada de jugo de limón recién exprimido

2 dientes de ajo, aplastados

1 cucharadita de jengibre, molido

1 cucharada de pimienta cayena

1 cucharadita de menta fresca, en trozos finos

¼ taza de aceite de oliva

½ cucharadita de sal

Preparación:

En un tazón pequeño, combinar el aceite de oliva con jugo de limón, ajo, jengibre, menta, pimienta cayena y sal. Cepillar cada pieza de pollo con esta mezcla y transferir a una olla profunda.

Agregar las papas, marinada restante y 1 ½ tazas de agua.

Tapar y poner el fuego al mínimo. Cocinar por 1-2 horas, o hasta que las papas ablanden.

Remover y servir caliente con cebollas de verdeo.

Información nutricional por porción: Kcal: 524, Proteínas: 37.8g, Carbohidratos: 45.2g, Grasas: 21.6g

20. Estofado Agrio de Calabacín

Ingredientes:

4 calabacín mediano, sin piel y en rodajas

1 berenjena grande, sin piel y en trozos

3 pimientos rojos medianos

½ taza jugo de tomate fresco

2 cucharadita de Sazón italiano

½ cucharadita de sal

2 cucharadas de aceite de oliva

Preparación:

Engrasar el fondo de una olla profunda con aceite de oliva. Añadir el calabacín en rodajas y la berenjena, pimiento rojo y jugo de tomate. Revolver bien y sazonar con sazón italiano y sal. Mezclar y agregar ½ taza de agua.

Tapar y cocinar por 1 hora a fuego bajo, hasta que el calabacín esté blando.

Remover del fuego y dejar reposar. Servir como ensalada fría, acompañamiento, o mantener en la nevera.

Información nutricional por porción: Kcal: 132, Proteínas: 3.7g, Carbohidratos: 18.1g, Grasas: 6.8g

21. Gachas de Quínoa Cítrica

Ingredientes:

1 taza de quínoa blanca

2 cucharadas de jugo de limón, recién exprimido

¼ cucharadita de sal

1 cucharadita de ralladura de limón fresca

2 tazas de caldo vegetal, sin sal

1 cucharada de aceite de coco

Preparación:

Combinar la quínoa y agua en una olla mediana. Hervir y reducir el fuego al mínimo. Añadir jugo de limón y manteca. Rociar con ralladura de limón y una pizca de sal. Tapar y cocinar por 15 minutos. Remover del fuego y servir.

Información nutricional por porción: Kcal: 132, Proteínas: 3.7g, Carbohidratos: 18.1g, Grasas: 6.8g

22. Moussaka de Berenjena y Queso

Ingredientes:

1 berenjena grande, en rodajas

5 onzas de Queso mozzarella

3 ½ onzas de queso kaymak

2 tomates medianos, en rodajas

¼ taza de aceite de oliva extra virgen

1 cucharadita de sal

½ cucharadita de pimienta negra, recién molida

1 cucharadita de orégano, seco

Preparación:

Engrasar el fondo de una olla profunda con 2 cucharadas de aceite de oliva. Cortar la berenjena en rodajas y hacer 1 capa en la olla. Agregar 1 rodaja de queso y una de tomate sobre cada berenjena. Cubrir con berenjena y kaymak. Puede repetir el proceso hasta usar todos los ingredientes.

Mientras tanto, combinar el aceite restante con sal, pimienta y orégano seco. Verter la mezcla sobre la moussaka, y añadir ½ taza de agua.

Tapar y cocinar por 1 hora. Servir inmediatamente o refrigerar por la noche.

Información nutricional por porción: Kcal: 250, Proteínas: 11.7g, Carbohidratos: 10.8g, Grasas: 19.2g

23. Filete de Atún marinado

Ingredientes:

¼ taza de perejil fresco, en trozos finos

3 dientes de ajo, molidos

3 cucharadas de jugo de limón, recién exprimido

½ taza de aceite de oliva

4 filetes de atún

½ cucharadita de pimentón ahumado

½ cucharadita de comino, molido

½ cucharadita de ají picante, molido

½ cucharadita de Sal Himalaya

¼ cucharadita de pimienta negra, molida

Preparación:

Poner el perejil, ajo, pimentón, comino, chile, sal, pimienta y jugo de limón en una procesadora y pulsar para combinar. Añadir gradualmente el aceite y mezclar hasta obtener una combinación suave.

Transferir la mezcla a un tazón, añadir el pescado y sacudir para cubrirlo. Dejar reposar por 2 horas.

Remover el pescado de la marinada y precalentar un grill. Cepillar el grill con aceite, poner el pescado y cocinar por 3-4 minutos de cada lado.

Remover el pescado del grill, transferir a un plato y servir con gajos de limón o vegetales.

Información nutricional por porción: Kcal: 410, Proteínas: 30.4g, Carbohidratos: 1.6g, Grasas: 31.7g

24. Batido Verde de Ananá

Ingredientes:

¼ taza de ananá fresco, en trozos

1 taza de pepino, sin piel y en trozos

1 kiwi, sin piel y en trozos

1 cucharadita de jengibre, molido

1 taza de Lechuga iceberg

1 cucharada de miel, cruda

2 tazas de agua

Preparación:

Combinar todos los ingredientes en una procesadora y pulsar hasta que esté homogéneo. Transferir la mezcla a vasos y refrigerar 1 hora antes de servir.

Información nutricional por porción: Kcal: 40, Proteínas: 0.6g, Carbohidratos: 10.1g, Grasas: 0.2g

25. Pastel de Carne con Yogurt

Ingredientes:

2 lb. carne molida magra

5-6 dientes de ajo, aplastados

1 cucharadita de sal

½ cucharadita de pimienta negra, recién molida

1 (16 oz.) paquete de masa yufka

½ taza de manteca, derretida

1 taza de crema agria

3 tazas de yogurt líquido

Preparación:

Precalentar el horno a 375°F.

En un tazón grande, combinar la carne molida con ajo, sal y pimienta. Mezclar bien hasta que se incorpore completamente.

Poner una hoja de yufka en una superficie de trabajo y cepillar con manteca derretida. Poner la mezcla de carne encima y enrollar. Repetir el proceso hasta usar todos los ingredientes.

Poner las piezas de pastel en una fuente de hornear engrasada. Cepillar la manteca restante sobre las piezas.

Llevar al horno y cocinar por 25-30 minutos. Remover y dejar reposar.

Mientras tanto, combinar la crema agria con el yogurt. Esparcir la mezcla sobre el pastel y servir frío.

Información nutricional por porción: Kcal: 503, Proteínas: 47.4g, Carbohidratos: 2.6g, Grasas: 32.8g

26. Ensalada Fría de Coliflor

Ingredientes:

1 libra de floretes de coliflor

1 libra de brócoli

4 dientes de ajo, aplastados

¼ taza de aceite de oliva extra virgen

1 cucharadita de sal

1 cucharada de romero seco, aplastado

Preparación:

Lavar y colar los vegetales. Cortar en trozos del tamaño de un bocado y ponerlos en una olla profunda. Añadir el aceite de oliva y 1 taza de agua. Sazonar con sal, ajo y romero seco.

Tapar y cocinar por 1 hora. Remover del fuego y transferir a un tazón. Enfriar bien antes de servir.

Información nutricional por porción: Kcal: 182, Proteínas: 5.7g, Carbohidratos: 15.1g, Grasas: 13.2g

27. Albóndigas al Ajo

Ingredientes:

1 libra de carne molida magra

7 onzas de arroz blanco

2 cebollas pequeñas, en trozos finos

2 dientes de ajo, aplastados

1 huevo, batido

1 papa grande sin piel y en rodajas

3 cucharadas de aceite de oliva extra virgen

1 cucharadita de sal

Preparación:

En un tazón grande, combinar la carne molida magra con arroz, cebollas, ajo, huevo batido y sal. Formar 15 a 20 albóndigas con la mezcla.

Engrasar el fondo de una olla profunda con aceite de oliva. Hacer 1 capa con papas en rodajas y cubrir con albóndigas. Añadir agua hasta cubrir todos los ingredientes y hervir. Reducir el fuego al mínimo y tapar. Cocinar por 1 hora y luego remover. Dejar reposar y servir con yogurt griego o vegetales al vapor.

Información nutricional por porción: Kcal: 468, Proteínas: 33.5g, Carbohidratos: 47.4g, Grasas: 15.3g

28. Sopa Marroquí de Garbanzos

Ingredientes:

14 onzas garbanzos, remojados

2 zanahorias grandes, en trozos finos

2 cebollas pequeñas, en trozos finos

2 tomates grandes, sin piel y en trozos finos

3 cucharadas de pasta de tomate

Un puñado de perejil fresco, en trozos finos

2 tazas de caldo vegetal

3 cucharadas de aceite de oliva extra virgen

1 cucharadita de sal

Preparación:

Remojar los garbanzos por la noche. Lavar, colar y dejar a un lado.

Precalentar el aceite en una olla profunda a fuego medio/alto. Poner los garbanzos, cebolla, zanahoria y tomates. Revolver bien y cocinar por 2 minutos.

Verter el caldo vegetal. Añadir agua para ajustar el espesor. Agregar la pasta de tomate y rociar con sal a gusto. Tapar y reducir el fuego al mínimo. Cocinar por 1-2 horas y remover del fuego. Rociar con perejil antes de servir.

Información nutricional por porción: Kcal: 420, Proteínas: 18.9g, Carbohidratos: 58.6g, Grasas: 14.3g

29. Ensalada de Mango y Palta

Ingredientes:

1 taza de palta, sin piel y en trozos

1 taza de mango, en trozos

½ taza de espinaca bebé, en trozos gruesos

1 cucharada de aceite de oliva

2 cucharadas de jugo de limón, recién exprimido

¼ cucharadita de ají picante, molido

½ cucharadita de sal marina

¼ cucharadita de pimienta negra, molida

Preparación:

Combinar la espinaca y aceite en un tazón. Sacudir bien y dejar a un lado.

En otro tazón, combinar el mango, palta, chille, pimienta y sal. Añadir la mezcla al tazón de espinaca. Dejar reposar por 30 minutos antes de servir.

Información nutricional por porción: Kcal: 316, Proteínas: 3.2g, Carbohidratos: 32.1g, Grasas: 22.1g

30. Salmón con Espinaca

Ingredientes:

1 libra de filetes de salmón, sin hueso

1 libra de espinaca fresca, deshecha

4 cucharadas de aceite de oliva

2 dientes de ajo, en trozos finos

2 cucharadas de jugo de limón

1 cucharada de romero fresco, en trozos

1 cucharadita de sal marina

¼ cucharadita de pimienta negra, molida

Preparación:

Precalentar el aceite de oliva en una sartén grande a fuego medio/alto. Poner los filetes de salmón y rociar con romero, sal y pimienta negra. Cocinar por 5 minutos de cada lado y remover. Rociar con jugo de limón y dejar a un lado.

Mientras tanto, poner la espinaca en una olla profunda. Añadir agua hasta cubrir y hervir. Cocinar por 2 minutos, o hasta que los verdes estén blandos. Colar y transferir a platos. Cubrir con los filetes de salmón y rociar con aceite de oliva antes de servir.

Información nutricional por porción: Kcal: 432, Proteínas: 44.9g, Carbohidratos: 2.1g, Grasas: 28.3g

31. Batido de Almendra y Espinaca

Ingredientes:

1 taza de espinaca fresca, en trozos finos

¼ taza de frambuesas congeladas

¼ taza de almendras, en trozos gruesos

1 taza de leche de almendra

1 banana grande, en trozos

1 cucharada de miel, cruda

Preparación:

Combinar todos los ingredientes en una procesadora y pulsar hasta que esté suave. Transferir a vasos y refrigerar 1 hora antes de servir.

Información nutricional por porción: Kcal: 315, Proteínas: 4.5g, Carbohidratos: 28.1g, Grasas: 23.2g

32. Pimientos Rellenos

Ingredientes:

2 libras de pimientos verdes

1 cebolla grande, en trozos finos

1 libra de carne molida magra

¼ taza de arroz blanco

½ taza de tomates asados

1 tomate mediano, en rodajas

½ cucharadita de sal

1 cucharadita de Pimienta cayena, molida

3 cucharadas de aceite de oliva

¼ cucharadita de pimienta negra

Preparación:

Cortar la parte de la rama de cada pimiento y remover las semillas. Lavar y dejar a un lado.

En un tazón mediano, combinar la carne con la cebolla, arroz, tomates, sal y pimienta cayena. Revolver bien para combinar.

Usar 1-2 cucharadas de la mezcla y rellenar cada pimiento, pero dejar ½ pulgada de espacio.

Engrasar el fondo de una olla profunda con aceite. Hacer 1 capa con rodajas de tomate. Poner los pimientos y añadir 2 tazas de agua. Agregar frijoles verdes (opcional). Hervir y reducir el fuego al mínimo. Cocinar por 1 hora a fuego mínimo. Rociar con pimienta antes de servir.

Información nutricional por porción: Kcal: 410, Proteínas: 37.9g, Carbohidratos: 24.7g, Grasas: 18.2g

33. Kebab de Ternera en Trozos con Manteca

Ingredientes:

2 libras hombro de ternera sin hueso, en trozos del tamaño de un bocado

3 tomates grandes, en trozos gruesos

2 cucharadas de harina común

3 cucharadas de manteca

1 cucharada de pimienta cayena

1 cucharadita de sal

1 cucharada de perejil, en trozos finos

1 taza de Yogurt griego

1 pan pide

Preparación:

Derretir 2 cucharadas de manteca en una sartén grande a fuego medio/alto. Añadir la carne y rociar con sal a gusto. Cocinar por 10 minutos o hasta que ennegrezca. Añadir agua hasta cubrir y hervir. Agregar los tomates y reducir el fuego al mínimo.

Mientras tanto, derretir la manteca restante en una cacerola a fuego medio/alto. Añadir la harina, pimienta cayena, sal y pimienta. Freír por 2-3 minutos, revolviendo constantemente. Remover del fuego.

Trozar el pan pide y ponerlo en un plato. Cubrir con la mezcla de carne y tomate. Rociar con la salsa hecha previamente y añadir yogurt a un lado. Rociar con perejil fresco y servir.

Información nutricional por porción: Kcal: 437, Proteínas: 49.7g, Carbohidratos: 8.9g, Grasas: 21.8g

34. Estofado de Pescado

Ingredientes:

2 libras de pescados y mariscos variados

¼ taza de aceite de oliva extra virgen

2 cebollas grandes, en trozos finos

2 zanahorias grandes, ralladas

Un puñado de perejil fresco, en trozos finos

3 dientes de ajo, aplastados

3 tazas de agua (opcional 1 ½ taza de agua y 1 ½ taza de vino blanco)

1 cucharadita de sal marina

Preparación:

Poner 3 cucharadas de aceite de oliva en el fondo de una olla profunda. Añadir las cebollas y ajo. Freír por 3-4 minutos o hasta que trasluzcan. Agregar las zanahorias y perejil. Revolver bien y cocinar 3-4 minutos más.

Agregar el pescado, agua y aceite. Rociar con sal y pimienta a gusto y hervir. Reducir el fuego al mínimo y tapar. Cocinar por 1 hora, o hasta que el pescado se deshaga.

Rociar con unas gotas de jugo de limón recién exprimido antes de servir.

Información nutricional por porción: Kcal: 504, Proteínas: 37.2g, Carbohidratos: 8.1g, Grasas: 35.5g

35. Pastel de Espinaca

Ingredientes:

1 lb. espinaca, lavada y en trozos finos

½ taza de Queso mascarpone

½ taza de Queso feta, rallado

3 huevos, batidos

½ taza de queso de cabra

3 cucharadas de manteca

½ taza de leche

½ cucharadita de sal

1 paquete (6 hojas) de masa yufka

Aceite para engrasar

Preparación:

Precalentar el horno a 400°F.

En un tazón grande, combinar la espinaca con huevos, mascarpone, queso feta y queso de cabra. Añadir sal. Dejar a un lado.

Poner harina en una superficie de trabajo y desdoblar una hoja de yufka. Usando un rollo de amasar, estirar hasta la medida deseada. Repetir el proceso con las hojas restantes.

Combinar la leche y manteca en una sartén pequeña. Hervir y dejar que la manteca se derrita completamente. Remover del fuego.

Engrasar una fuente de hornear con aceite. Poner 2 hojas de yufka y cepillar con la mezcla de leche. Hacer una capa de espinaca y cubrir con otras 2 hojas de yufka. Cepillar con más leche y repetir el proceso hasta haber utilizado todos los ingredientes. La manteca y leche ablandarán la masa.

Llevar al horno y cocinar por 25-30 minutos, o hasta que doren y cruja. Servir caliente con yogurt o crema agria.

Información nutricional por porción: Kcal: 297, Proteínas: 16.6g, Carbohidratos: 6.6g, Grasas: 23.6g

36. Carne a la Pimienta

Ingredientes:

2 libras de filete de carne

5 cebollas medianas, en trozos finos

3 cucharadas de pasta de tomate

2 cucharadas de aceite

1 cucharada de manteca, derretida

2 cucharadas de perejil fresco, en trozos finos

½ cucharadita de pimienta negra, recién molida

1 cucharadita de sal

Preparación:

Precalentar el aceite en una cacerola grande a fuego medio/alto. Añadir las cebollas y freír por 2 minutos. Agregar la carne y cocinar por 5 minutos más, revolviendo ocasionalmente.

Añadir los otros ingredientes y verter 2 tazas de agua. Hervir, reducir el fuego al mínimo. Tapar y cocinar por 25-30 minutos, o hasta que ablanden.

Añadir la manteca derretida y servir caliente.

Información nutricional por porción: Kcal: 382, Proteínas: 47.3g, Carbohidratos: 10.3g, Grasas: 16.4g

37. Verdes Asados

Ingredientes:

1 libra de Acelga, deshecha (mantener las ramas)

2 papas medianas, sin piel y en trozos finos

¼ taza de aceite de oliva extra virgen

1 cucharadita de sal

Preparación:

Poner las papas en una olla grande. Añadir agua hasta cubrir y hervir. Cocinar por 5 minutos. Agregar la acelga, aceite de oliva, y rociar con sal. Añadir 1 taza más de agua y reducir el fuego al mínimo. Tapar y cocinar por 40 minutos, o hasta que ablande.

Servir con pescado, carne, o como plato principal.

Información nutricional por porción: Kcal: 204, Proteínas: 3.8g, Carbohidratos: 21.1g, Grasas: 13.4g

38. Pastel de Manzana

Ingredientes:

2 libras de Manzanas Zester

¼ taza de miel

¼ taza de pan rallado

2 cucharadita de canela molida

3 cucharadas de jugo de limón, recién exprimido

1 cucharadita de azúcar de vainilla

¼ taza de aceite

1 huevo, batido

¼ taza de harina común

2 cucharadas de linaza

Masa de pastel

Preparación:

Precalentar el horno a 375°F.

Pelar las manzanas y trozar en piezas del tamaño de un bocado. Transferir a un tazón grande. Añadir jugo de limón para prevenir el cambio de color.

Agregar el pan rallado, azúcar de vainilla, miel y canela. Mezclar bien y dejar a un lado.

En una superficie con harina, amasar la masa de pastel haciendo 2 costras en forma de círculo. Engrasar una fuente de hornear con aceite y poner 1 costra en ella. Verter la mezcla de manzana y cubrir con la costra restante. Sellar aplastando los lados y cepillar con el huevo batido.

Hornear por 20 minutos, y reducir el fuego a 350°F. Cocinar otros 45 minutos, o hasta que dore y esté crujiente.

Información nutricional por porción: Kcal: 214, Proteínas: 2.8g, Carbohidratos: 27.4g, Grasas: 11.2g

39. Frappuccino de Banana y Vainilla

Ingredientes:

1 taza de leche de almendra

1 banana grande, en trozos

½ cucharadita de extracto de vainilla

1 cucharadita de cacao, crudo

1 cucharada de miel, cruda

Preparación:

Combinar todos los ingredientes en una procesadora y pulsar hasta que esté suave. Añadir agua para ajustar el espesor. Transferir a vasos y refrigerar. Cubrir con crema batida, chips de chocolate o cacao antes de servir.

Información nutricional por porción: Kcal: 373, Proteínas: 3.7g, Carbohidratos: 31.4g, Grasas: 28.9g

40. Cordero Asado

Ingredientes:

2 libra de pata de cordero

3 cucharadas de aceite de oliva extra virgen

2 cucharaditas sal

Preparación:

Engrasar el fondo de una sartén antiadherente grande con aceite de oliva.

Lavar y sazonar la carne con sal. Poner en la sartén. Tapar y cocinar por 20-25 minutos a fuego mínimo, o hasta que la carne esté blanda y se separe del hueso. Servir con cebollas frescas o algún otro vegetal de su elección.

Información nutricional por porción: Kcal: 437, Proteínas: 49.7g, Carbohidratos: 8.9g, Grasas: 21.8g

41. Omelette de Espárragos

Ingredientes:

6 huevos grandes, batidos

1 taza de espárragos, sin ramas y en trozos

2 cucharadita de aceite de oliva

2 dientes de ajo, molidos

2 cucharadas de leche descremada

1 cucharada de cebollines, picados

1 cucharada de perejil fresco, en trozos finos

1 cucharada de jugo de limón, recién exprimido

1 cucharadita de sal

¼ cucharadita de pimienta negra, molida

Preparación:

Combinar los huevos, leche, perejil, cebollines, sal y pimienta en un tazón. Batir bien y dejar a un lado.

Precalentar el aceite en una sartén grande a fuego medio/alto. Añadir el ajo y freír por 2 minutos. Agregar los espárragos y ½ taza de agua. Cocinar hasta que ablanden, o el líquido se haya evaporado. Verter la mezcla de huevo y esparcir bien. Cocinar por 2-3 minutos de cada lado. Remover del fuego y doblar el omelette. Servir inmediatamente.

Información nutricional por porción: Kcal: 188, Proteínas: 14.1g, Carbohidratos: 4.0g, Grasas: 13.2g

42. Albóndigas al Romero con Yogurt

Ingredientes:

1 lb. carne molida magra

3 dientes de ajo, aplastados

¼ taza de harina común

1 cucharada de romero fresco, aplastado

1 huevo grande, batido

½ cucharadita de sal

3 cucharadas de aceite de oliva extra virgen

Para servir:

2 tazas de yogurt líquido

1 taza de Yogurt griego

2 cucharadas de perejil fresco

1 diente de ajo, aplastado

Preparación:

En un tazón grande, combinar la carne molida con el ajo, romero, 1 huevo y sal. Usando sus manos, mezclar bien para combinar.

Formar bolas de 1 ½ pulgada, y transferirlas a una olla profunda. Añadir ½ taza de agua.

Hervir, reducir el fuego al mínimo y tapar. Cocinar por 10 minutos, o hasta que doren bien. Remover del fuego y dejar enfriar completamente.

Mientras tanto, combinar el yogurt líquido con yogurt griego, perejil y ajo. Revolver bien y rociar sobre las albóndigas.

Información nutricional por porción: Kcal: 477, Proteínas: 49.6g, Carbohidratos: 17.8g, Grasas: 21.4g

43. La Sopa del Sultán

Ingredientes:

3 ½ onzas de zanahorias, en trozos finos

3 ½ onzas de raíz de apio, en trozos finos

Un puñado de guisantes verdes, remojados

Un puñado de okra fresca

2 cucharadas de manteca

2 cucharadas de perejil fresco, en trozos finos

1 yema de huevo

2 cucharadas de queso kaymak

¼ taza de jugo de limón, recién exprimido

1 hoja de laurel

1 cucharadita de sal

½ cucharadita de pimienta negra, molida

4 tazas de caldo de carne, más una taza de agua

Preparación:

Derretir la manteca en una cacerola grande a fuego medio/alto. Añadir las zanahorias, apio, okra, perejil y guisantes. Revolver bien y cocinar por 5 minutos, o hasta que ablanden bien.

Verter el caldo de carne y agua. Revolver bien y rociar con sal y pimienta. Hervir y reducir el fuego al mínimo. Añadir una hoja de laurel, yema de huevo y jugo de limón. Cocinar por 1 hora, o hasta que los vegetales ablanden. Agregar el queso y cocinar 2 minutos más.

Remover del fuego y servir inmediatamente.

Información nutricional por porción: Kcal: 161, Proteínas: 2.8g, Carbohidratos: 9.1g, Grasas: 13.4g

44. Moussaka de Papa

Ingredientes:

2 lb. papas grandes, sin piel y en rodajas

1 lb. carne molida magra

1 cebolla grande, sin piel y en trozos finos

1 cucharadita de sal

½ cucharadita de pimienta negra, molida

½ taza de leche

2 huevos grandes, batidos

Aceite vegetal

Crema agria o Yogurt griego, para servir

Preparación:

Precalentar el horno a 400°F.

Engrasar el fondo de una fuente de hornear grande con aceite vegetal. Hacer una capa con papas y cepillar con leche. Esparcir la carne molida y hacer otra capa con papas. Cepillar con la leche restante y añadir ½ taza de agua. Cubrir con papel aluminio y llevar al horno.

Cocinar por 40 minutos, o hasta que las papas doren. Esparcir los huevos batidos y retornar al horno por 10 minutos más. Cuando esté listo, cubrir con crema agria o yogurt griego, y servir.

Información nutricional por porción: Kcal: 458, Proteínas: 34.9g, Carbohidratos: 36.2g, Grasas: 19.2g

45. Pasta Negra con Mariscos

Ingredientes:

1 libra de mezcla de mariscos fresca

3 cucharadas de aceite de oliva

4 dientes de ajo, aplastados

1 cucharada de perejil fresco, en trozos finos

1 cucharadita de romero fresco, en trozos finos

½ taza de vino blanco

1 cucharadita de sal

1 lb. pasta de tinta de calamar

Preparación:

Usar las instrucciones del paquete para preparar la pasta. Usualmente la pasta de tinta de calamar toma solo 5 minutos en agua hirviendo.

Precalentar el aceite en una olla profunda a fuego medio/alto. Agregar el ajo y freír por 2-3 minutos. Añadir la mezcla de mariscos, perejil fresco, romero y sal.

Agregar el vino revolviendo y media taza de agua. De ser necesario, añadir más agua para ajustar el espesor. Tapar y reducir el fuego al mínimo. Cocinar por 1 hora.

Añadir la pasta cocida previamente y cocinar por 5 minutos. Rociar con parmesano antes de servir.

Información nutricional por porción: Kcal: 273, Proteínas: 26.1g, Carbohidratos: 3.8g, Grasas: 14.6g

46. Batido de Canela y Linaza

Ingredientes:

1 taza de leche de almendra, sin endulzar

1 cucharadita de extracto de vainilla

1 manzana grande, sin centro y en trozos

1 cucharada de miel, cruda

Preparación:

Combinar todos los ingredientes en una procesadora y pulsar hasta que esté suave. Transferir a vasos y refrigerar por 30 minutos antes de servir.

Información nutricional por porción: Kcal: 372, Proteínas: 3.1g, Carbohidratos: 31.0g, Grasas: 28.8g

47. Frijoles Blancos Picantes

Ingredientes:

1 libra de frijoles blancos

1 cebolla grande, en trozos finos

1 ají picante pequeño, en trozos finos

2 cucharadas de harina común

2 cucharadas de manteca

1 cucharada de Pimienta cayena, molida

3 hojas de laurel, secas

1 cucharadita de sal

½ cucharadita de pimienta negra, recién molida

Preparación:

Derretir la manteca en una sartén grande a fuego medio/alto. Añadir la cebolla y freír por 5 minutos, o hasta que trasluzca.

Agregar los guisantes, ají picante, hoja de laurel, sal y pimienta. Añadir la harina revolviendo y la pimienta cayena. Verter 3 tazas de agua.

Hervir y reducir el fuego al mínimo. Tapar y cocinar por 45 minutos. Remover del fuego y servir.

Información nutricional por porción: Kcal: 177, Proteínas: 7.2g, Carbohidratos: 23.9g, Grasas: 6.5g

48. Cebollas Rellenas

Ingredientes:

10-12 cebollas dulces medianas, sin piel

1 libra de carne molida magra

½ taza de rice

3 cucharadas de aceite de oliva

1 cucharada de menta seca, molida

1 cucharadita de Pimienta cayena, molida

½ cucharadita de comino, molido

1 cucharadita de sal

½ taza de pasta de tomate

½ taza Pan rallado estilo italiano

Un puñado de perejil fresco, en trozos finos

Preparación:

Cortar una rodaja de ¼ de cada cebolla y remover un poco de la otra punta, para que se queden paradas. Poner en un plato para microondas y añadir 1 taza de agua. Tapar y llevar al microondas al máximo por 10-12 minutos, o hasta que ablanden. Remover y enfriar levemente. Remover las capas internas, dejando una costra de ¼ pulgada.

En un tazón grande, combinar la carne molida con arroz, aceite de oliva, menta, pimienta cayena, comino, sal y pan rallado. Usar 1 cucharada de la mezcla para rellenar cada cebolla.

Engrasar el fondo de una olla profunda con aceite y poner las cebollas. Añadir unas 2 ½ tazas de agua y tapar. Cocinar por 45-50 minutos a fuego mínimo. Remover del fuego.

Rociar con perejil picado o rúcula y servir con crema agria y pan pide.

Información nutricional por porción: Kcal: 464, Proteínas: 34.3g, Carbohidratos: 48.4g, Grasas: 15.2g

49. Compota Caliente de Invierno

Ingredientes:

1 libra de higos frescos

7 onzas de Higos turcos

7 onzas de cerezas frescas, sin carozo

7 onzas de ciruelas, sin carozo

3 ½ onzas de pasas de uva

3 manzanas grandes, sin centro y en trozos

3 cucharadas de maicena

1 cucharadita de canela molida

1 cucharada de dientes de ajo

3 cucharadas de miel

1 limón, exprimido

3 tazas de agua

Preparación:

Combinar todos los ingredientes en una olla profunda. Añadir 3-4 tazas de agua. Hervir y reducir el fuego al mínimo. Cocinar por 20 minutos, o hasta que la fruta ablande.

Información nutricional por porción: Kcal: 215, Proteínas: 2.2g, Carbohidratos: 55.6g, Grasas: 0.8g

50. Omelette de Champiñones y Albahaca

Ingredientes:

1 taza de champiñones, en trozos

6 huevos grandes, batidos

2 dientes de ajo, aplastados

1 cebolla pequeña, en trozos finos

3 cucharadas de leche descremada

1 cucharada de aceite de oliva extra virgen

½ cucharadita de romero fresco, en trozos finos

½ cucharadita de sal

¼ cucharadita de pimienta negra, molida

Preparación:

Combinar los huevos, leche, sal y pimienta en un tazón. Batir con un tenedor y dejar a un lado.

Precalentar el aceite en una sartén grande a fuego medio/alto. Añadir el ajo y cebolla y freír por 3 minutos.

Agregar los champiñones trozados y cocinar hasta que ablanden. Verter la mezcla de huevo y revolver bien. Cocinar por 5 minutos, o hasta que los huevos estén listos. Revolver con una cuchara de madera y cocinar por 5 minutos más.

Información nutricional por porción: Kcal: 207, Proteínas: 14.2g, Carbohidratos: 5.4g, Grasas: 14.7g

51. Sopa Crema de Brotes de Bruselas

Ingredientes:

1lb brotes de Bruselas frescos, por la mitad

7oz espinaca bebé fresca, deshecha

1 cucharadita de sal marina

1 taza de leche entera

3 cucharadas de crema agria

1 cucharada de apio fresco, en trozos finos

2 tazas de agua

1 cucharada de manteca

Preparación:

Derretir la manteca en una sartén grande a fuego medio/alto. Añadir la espinaca y brotes de Bruselas, y 2 cucharadas de agua. Rociar con sal y cocinar por 3-4 minutos, o hasta que ablande.

Añadir la leche, crema agria, apio y agua. Hervir y reducir el fuego al mínimo. Cocinar por 15-20 minutos, tapado.

Remover del fuego y dejar enfriar un rato. Transferir a una procesadora y pulsar hasta que esté suave. Calentar la sopa y servir.

Información nutricional por porción: Kcal: 194, Proteínas: 10.2g, Carbohidratos: 21.7g, Grasas: 9.8g

52. Estofado de Carne con Berenjenas

Ingredientes:

10 onzas de cuello de res, u otro corte blando, en trozos del tamaño de un bocado

1 berenjena grande, en rodajas

2 tazas de tomates asados

½ taza de guisantes verdes frescos

1 taza de caldo de carne

4 cucharadas de aceite de oliva

2 cucharadas de pasta de tomate

1 cucharada de Pimienta cayena, molida

½ cucharadita de ají picante, molido (opcional)

½ cucharadita de sal

Queso parmesano

Preparación:

Engrasar el fondo de una olla profunda con aceite de oliva. Añadir todos los ingredientes y 1 ½ taza de agua. Hervir y reducir el fuego al mínimo. Tapar y cocinar por 2 horas, o hasta que la carne ablande.

Rociar con queso parmesano antes de servir.

Información nutricional por porción: Kcal: 195, Proteínas: 15.3g, Carbohidratos: 9.6g, Grasas: 11.1g

53. Batido de Té Verde y Palta

Ingredientes:

1 taza de Yogurt griego

½ taza de palta, sin piel

1 cucharadita de té verde, (1 tea bag)

1 cucharada de miel, cruda

2 cucharadas de agua caliente

1 cucharada de menta

Preparación:

Combinar el té con agua caliente en una taza pequeña. Remojar por 2 minutos.

Mientras tanto, combinar los ingredientes restantes excepto la menta, y añadir la mezcla de té. Pulsar hasta que esté suave y transferir a vasos. Refrigerar por 1 hora y decorar con menta antes de servir.

Información nutricional por porción: Kcal: 176, Proteínas: 9.9g, Carbohidratos: 15.7g, Grasas: 9.0g

54. Verde Rellenos

Ingredientes:

1 ½ libra de verdes, al vapor

1 libra de carne molida magra

2 cebollas pequeñas, en trozos finos

½ taza arroz de grano largo

2 cucharadas de aceite de oliva

1 cucharadita de sal

½ cucharadita de pimienta negra, recién molida

1 cucharadita de hojas de menta, en trozos finos

Preparación:

Hervir una olla grande de agua y añadir los verdes. Cocinar por 2-3 minutos. Colar y escurrir. Dejar a un lado.

En un tazón grande, combinar la carne molida con cebolla, arroz, sal, pimienta y hojas de menta.

Engrasar el fondo de una olla profunda con aceite. Poner las hojas en una superficie de trabajo. Usar 1 cucharada de la mezcla de carne y ponerla sobre cada hoja. Doblar los lados y enrollar. Asegurar las puntas y transferir a la olla.

Tapar y cocinar por 1 hora. Añadir más agua de ser necesario.

Remover del fuego y servir.

Información nutricional por porción: Kcal: 156, Proteínas: 5.2g, Carbohidratos: 21.0g, Grasas: 7.4g

55. Ensalada de Limón y Atún

Ingredientes:

1 lata de atún, desmenuzado

4 cucharadas de jugo de limón, recién exprimido

¼ taza de queso crema

1 cucharada de albahaca fresca, en trozos finos

3 cucharadas de aceite de oliva extra virgen

1 taza de Lechuga iceberg, en trozos gruesos

1 cucharadita de sal

¼ cucharadita de pimienta negra, molida

¼ cucharadita de copos de pimienta roja

Preparación:

Precalentar el aceite en una sartén antiadherente grande a fuego medio/alto. Añadir el atún y jugo de limón, rociar con albahaca, sal, pimienta negra y copos de pimienta roja. Revolver bien y cocinar por 2 minutos.

Mientras tanto, poner la lechuga y albahaca en un tazón grande. Remover el atún del fuego y transferir la mezcla al bowl directamente con los jugos. Añadir el queso crema y servir inmediatamente.

Información nutricional por porción: Kcal: 460, Proteínas: 26.3g, Carbohidratos: 2.6g, Grasas: 38.6g

56. Estofado de Pollo y Vegetales

Ingredientes:

1 pollo entero, (unas 3 libras)

10 onzas de brócoli fresco

7 onzas floretes de coliflor

1 cebolla grande, en trozos finos

1 papa grande sin piel y en trozos

3 zanahorias medianas, en rodajas

1 tomate grande, sin piel y en trozos

Un puñado de frijoles de cera amarilla, enteros

Un puñado de perejil fresco, en trozos finos

¼ taza de aceite de oliva extra virgen

2 cucharadita de sal

½ cucharadita de pimienta negra, recién molida

1 cucharada de Pimienta cayena, molida

Preparación:

Precalentar el horno a 450°F.

Limpiar el pollo y rociar con sal. Dejar a un lado.

Precalentar el aceite en una sartén grande a fuego medio/alto. Añadir la cebolla y freír por 3-4 minutos, o hasta que trasluzca. Agregar la zanahoria y continuar cocinando por 5 minutos más.

Añadir el brócoli, coliflor, papa, tomate, frijoles y perejil. Revolver bien y cocinar por 2-3 minutos. Transferir a una fuente de hornear grande y cubrir con el pollo. Rociar con pimienta cayena, pimienta negra, y llevar al horno.

Cocinar por 10-15 minutos, y luego reducir el fuego a 350°F. Continuar cocinando por 45-50 minutos, o hasta que esté listo.

Información nutricional por porción: Kcal: 290, Proteínas: 31.2g, Carbohidratos: 39.4g, Grasas: 6.5g

57. Trucha Mediterránea Grillada

Ingredientes:

4oz trucha fresca, limpia

¼ taza de perejil, en trozos finos

2 dientes de ajo, aplastados

¼ taza de jugo de limón, recién exprimido

½ cucharadita pimentón ahumado

1 cucharada de romero fresco, en trozos finos

½ cucharadita ají picante, molido

½ cucharadita de pimienta negra, recién molida

¼ taza de aceite de oliva

Preparación:

Mezclar el perejil, ajo, pimentón, chile, jugo de limón y aceite de oliva en un tazón grande. Poner el pescado en la marinada y cubrir bien. Dejar reposar por 1 hora.

Remover el pescado de la marinada y precalentar un grill. Ponerlo en él y cocinar por 3-4 minutos de cada lado.

Remover del grill, transferir a un plato, y servir con limón o vegetales a elección.

Información nutricional por porción: Kcal: 143, Proteínas: 21.5g, Carbohidratos: 0.6g, Grasas: 7.7g

58. Salmón con Pesto de Cilantro

Ingredientes:

1 libras de filetes de salmón, en piezas del tamaño de un bocado

1 taza de cilantro fresco, en trozos finos

5 cucharadas de aceite de oliva

2 dientes de ajo, molidos

4 cucharadas de Queso parmesano, rallado

3 cucharadas de almendras, en trozos gruesos

½ cucharadita de sal marina

Preparación:

Precalentar 1 cucharada de aceite en una cacerola grande a fuego medio/alto. Añadir 1 ajo y freír por 2 minutos. Agregar la carne y cocinar 5-7 minutos más, o hasta que esté lista. Dejar a un lado.

Mientras tanto, combinar el ajo restante, cilantro, queso, almendras y sal marina en una procesadora. Pulsar por 1 minuto, y añadir gradualmente el aceite.

Verter el pesto sobre el salmón, o servir como aderezo.

Información nutricional por porción: Kcal: 465, Proteínas: 33.5g, Carbohidratos: 2.4g, Grasas: 37.4g

59. Portobellos Rellenos

Ingredientes:

6 champiñones portobello grandes,

½ taza de albahaca fresca, en trozos finos

1 taza de rúcula fresca, en trozos

4 cucharadas de perejil fresco, en trozos finos

4 cucharadas de Queso parmesano

2 dientes de ajo, molidos

2 onzas de tomates secos

¼ taza de aceite de oliva

¼ cucharadita de pimienta negra, molida

½ cucharadita de sal marina

Preparación:

Precalentar el horno a 400°F.

Limpiar los champiñones y remover lo más posible para hacer cazuelas pequeñas.

Precalentar el grill a fuego medio. Poner los champiñones y grillar por 3 minutos de cada lado. Remover y dejar a un lado.

Mientras tanto, combinar la rúcula, albahaca, queso, tomates, ajo, aceite, pimienta y sal en una procesadora. Pulsar hasta estar bien combinado.

Verter la mezcla dentro de los champiñones. Poner papel sobre una fuente de hornear y los champiñones encima. Llevar al horno por 2-3 minutos, o hasta que el queso se derrita. Remover y servir inmediatamente.

Información nutricional por porción: Kcal: 192, Proteínas: 4.9g, Carbohidratos: 4.0g, Grasas: 18.9g

60. Batido de Arándanos y Col Rizada

Ingredientes:

½ taza de arándanos congelados

½ taza de col rizada fresca, en trozos gruesos

½ taza de repollo colorado, en trozos

1 taza de agua

Preparación:

Combinar todos los ingredientes en una procesadora y pulsar hasta que esté suave. Transferir la mezcla a vasos y añadir algunos cubos de hielo, o refrigerar antes de servir.

Información nutricional por porción: Kcal: 33, Proteínas: 1.0g, Carbohidratos: 8.0g, Grasas: 0.1g

61. Bacalao Horneado

Ingredientes:

1 libra de bacalao, en filetes, sin piel ni hueso

1 cucharadita de sal marina

½ cucharadita de pimienta negra, molida

3 cucharadas de aceite de oliva

1 cucharada de vinagre

1 taza de espinaca, en trozos del tamaño de un bocado

Preparación:

Precalentar el horno a 375°F.

Poner la espinaca en una olla de agua hirviendo. Cocinar hasta que ablande. Remover y colar bien. Dejar enfriar.

Combinar el vinagre, sal, pimienta y 2 cucharadas de aceite de oliva en un tazón.

Poner papel de hornear en una fuente grande. Engrasar con el aceite restante y poner el pescado encima. Rociar con sal y llevar al horno. Hornear por 10-12 minutos, y luego añadir la espinaca. Rociar con el aderezo y hornear 3-4 minutos más. Remover y dejar reposar un rato.

Información nutricional por porción: Kcal: 283, Proteínas: 34.9g, Carbohidratos: 0.6g, Grasas: 15.3g

62. Frijoles Verdes y Champiñones

Ingredientes:

1 libra de frijoles verdes, en trozos

1 taza de champiñones, en trozos

2 cucharadas de perejil fresco, en trozos finos

1 cebolla mediana, en trozos

2 cucharadas de aceite de oliva

½ cucharadita de sal

¼ cucharadita de pimienta negra, molida

Preparación:

Poner los frijoles en una olla de agua hirviendo y cocinar por 10 minutos, o hasta que ablanden. Remover y colar. Dejar a un lado.

Precalentar el aceite en una cacerola grande a fuego medio/alto. Añadir la cebolla y freír por 3 minutos. Agregar los champiñones y rociar con perejil, sal y pimienta. Añadir 3-4 cucharadas de agua para evitar que se pegue. Cocinar por 5 minutos. Agregar los frijoles y revolver para combinar. Cocinar otros 2-3 minutos. Rociar con sal y pimienta de ser necesario. Remover y servir.

Información nutricional por porción: Kcal: 148, Proteínas: 4.0g, Carbohidratos: 15.2g, Grasas: 9.7g

63. Harina de Avena con Manzana y Canela

Ingredientes:

1 taza de harina de avena

1 taza de leche de almendra

¼ taza de ciruelas pasas, en trozos finos

1 manzana mediana, en trozos

½ cucharadita de canela molida

1 cucharada de miel

Preparación:

Poner la harina de avena en un tazón mediano. Añadir la leche, ciruelas pasas, canela y miel. Dejar remojar 10-15 minutos. Agregar la manzana y revolver. Servir.

Información nutricional por porción: Kcal: 382, Proteínas: 6.0g, Carbohidratos: 48.3g, Grasas: 21.0g

64. Ensalada de Lentejas y Limón

Ingredientes:

1 taza de lentejas, pre cocidas

3 tazas de caldo vegetal

2 tazas de rúcula fresca, en trozos

½ taza de cebollas verdes, en trozos

¼ taza de jugo de limón, recién exprimido

3 cucharadas de cilantro fresco, en trozos finos

1 cucharadita de menta fresca, en trozos finos

½ cucharadita de Sal Himalaya

¼ cucharadita de pimienta negra, molida

Preparación:

Combinar las lentejas y caldo vegetal en una olla profunda. Hervir y reducir el fuego al mínimo. Tapar y cocinar por 50 minutos, o hasta que las lentejas ablanden. Remover del fuego y colar bien. Transferir a un tazón grande.

Añadir el jugo de limón, cebollas de verdeo, cilantro, pimienta y sal Himalaya. Poner un puñado de rúcula en un plato y verter la ensalada encima. Servir.

Información nutricional por porción: Kcal: 139, Proteínas: 11.1g, Carbohidratos: 20.9g, Grasas: 1.2g

65. Espagueti al Champiñón en Salsa de Tomate

Ingredientes:

8 onzas de champiñones, en trozos

10 onzas de espagueti

2 dientes de ajo, aplastados

1 libra de tomates, en cubos

½ cucharadita de ají picante, molido

1 cebolla pequeña, en trozos finos

2 cucharadas de aceite vegetal

2 cucharadas de perejil fresco, en trozos finos

½ cucharadita de sal

¼ cucharadita de pimienta negra, molida

Preparación:

Preparar el espagueti usando las instrucciones del paquete. Colar bien y dejar a un lado.

Precalentar el aceite en una cacerola grande a fuego medio/alto. Añadir los champiñones y cocinar por 3-4 minutos, o hasta que ablanden levemente. Agregar el ajo y perejil y continuar cocinando 1 minuto más. Transferir al tazón y reservar la cacerola.

Añadir las cebollas a la cacerola y freír hasta que trasluzcan. Agregar los tomates y rociar con chile y sal. Cocinar por 10-12 minutos, o hasta que espese.

Añadir la salsa de tomate al tazón de espagueti y cubrir con champiñones.

Información nutricional por porción: Kcal: 205, Proteínas: 7.4g, Carbohidratos: 31.6g, Grasas: 5.9g

66. Pollo en Miel y Mostaza

Ingredientes:

1 libra de pechugas de pollo, en rodajas finas

3 cucharadas de miel, cruda

3 cucharadas de mostaza amarilla

1 cucharadita de albahaca seca, molida

½ cucharadita de sal marina

¼ cucharadita de pimienta roja, molida

Preparación:

Precalentar el horno a 375°F.

En un tazón, combinar la carne, sal y pimienta. Frotar bien con las manos para cubrir.

Mezclar la mostaza, miel y albahaca. Añadir una pizca de sal y revolver. Dejar a un lado.

Poner papel aluminio en el fondo de una fuente grande de hornear. Esparcir la carne y verter la mitad de la mezcla de mostaza encima. Llevar al horno y cocinar por 25-30 minutos. Rotar y añadir la salsa restante. Cocinar por otros 15 minutos. Remover del horno y dejar reposar antes de servir.

Información nutricional por porción: Kcal: 365, Proteínas: 44.6g, Carbohidratos: 18.9g, Grasas: 11.8g

67. Batido de Jengibre y Dátiles

Ingredientes:

1 taza de leche descremada

½ taza de dátiles, sin carozo

¼ cucharadita de jengibre, molido

¼ cucharadita de nuez moscada, molida

¼ cucharadita de canela molida

Preparación:

Combinar todos los ingredientes en una procesadora y pulsar hasta que esté homogéneo. Transferir a vasos y refrigerar por 30 minutos antes de servir.

Información nutricional por porción: Kcal: 173, Proteínas: 5.1g, Carbohidratos: 39.9g, Grasas: 0.3g

68. Sopa de Pavo y Brócoli

Ingredientes:

1 libra de filetes de pavo, en piezas del tamaño de un bocado

10 onzas de brócoli, en trozos

4 tazas de caldo vegetal

1 taza de leche descremada

1 cucharada de manteca

½ taza de queso cheddar

¼ cucharadita de sal

¼ cucharadita de pimienta negra, molida

Preparación:

Poner el brócoli en una olla de agua hirviendo y cocinar hasta que ablande. Remover y colar bien. Transferir a una procesadora y añadir leche. Rociar con sal y pimienta, y pulsar hasta que esté cremoso. Dejar a un lado.

Derretir la manteca en una sartén grande a fuego medio/alto. Añadir la cebolla y freír hasta que trasluzca. Agregar el pavo y cocinar por 5-7 minutos, hasta que dore. Remover del fuego y dejar a un lado.

Verter el caldo vegetal en una olla profunda y hervir. Añadir la carne y el brócoli. Cocinar por 5 minutos y agregar el queso. Remover del fuego y dejar reposar antes de servir.

Información nutricional por porción: Kcal: 164, Proteínas: 20.6g, Carbohidratos: 4.4g, Grasas: 6.8g

69. Ensalada de Sandía y Espinaca

Ingredientes:

2 tazas de sandía, sin semillas

2 tazas de espinaca fresca, en trozos gruesos

½ taza de Queso feta, desmenuzado

1 cebolla morada pequeña, en trozos

4 cucharadas de vinagre de vino tinto

1 cucharada de aceite de oliva extra virgen

1 cucharada de menta fresca, molida

¼ cucharadita de Sal rosa Himalaya

¼ cucharadita de pimienta negra, molida

Preparación:

Mezclar el vinagre, aceite de oliva, menta, sal y pimienta en un tazón o jarra. Revolver bien y dejar a un lado.

Combinar la sandía, espinaca, cebolla y queso en un tazón grande. Rociar con la marinada hecha y sacudir para cubrir bien. Refrigerar por 1 hora antes de servir.

Información nutricional por porción: Kcal: 156, Proteínas: 5.1g, Carbohidratos: 12.0g, Grasas: 10.2g

70. Omelette de Parmesano

Ingredientes:

4 huevos grandes

¼ taza de Queso parmesano, desmenuzado

1 cucharada de perejil fresco, en trozos finos

1 cucharada de albahaca fresca, en trozos finos

2 cucharadita de manteca

½ cucharadita de sal Kosher

¼ cucharadita de pimienta negra, molida

Preparación:

Batir todos los ingredientes en un tazón grande y dejar a un lado.

Derretir la manteca en una sartén mediana a fuego medio/alto. Verter la mezcla de huevo y cocinar por 4 minutos. Rotar y cocinar 2 minutos más. Remover del fuego, y doblar el omelette antes de servir.

Información nutricional por porción: Kcal: 448, Proteínas: 33.4g, Carbohidratos: 3.1g, Grasas: 34.6g

OTROS TITULOS DE ESTE AUTOR

70 Recetas De Comidas Efectivas Para Prevenir Y Resolver Sus Problemas De Sobrepeso: Queme Calorías Rápido Usando Dietas Apropiadas y Nutrición Inteligente

Por

Joe Correa CSN

48 Recetas De Comidas Para Eliminar El Acné: ¡El Camino Rápido y Natural Para Reparar Sus Problemas de Acné En 10 Días O Menos!

Por

Joe Correa CSN

41 Recetas De Comidas Para Prevenir el Alzheimer: ¡Reduzca El Riesgo de Contraer La Enfermedad de Alzheimer De Forma Natural!

Por

Joe Correa CSN

70 Recetas De Comidas Efectivas Para El Cáncer De Mama: Prevenga Y Combata El Cáncer De Mama Con una Nutrición Inteligente y Alimentos Poderosos

Por

Joe Correa CSN

www.ingramcontent.com/pod-product-compliance
Lightning Source LLC
Chambersburg PA
CBHW051024030426
42336CB00015B/2710